AF460325

DE LA MALADIE

GÉNÉRALEMENT CONNUE SOUS LE NOM DE

SANG DE RATE

RAPPORT

Fait à la Société d'Agriculture, Sciences, Lettres et Arts de l'arrondissement de Meaux,

Par le Dr Le Roy

Au nom d'une Commission composée de :

MM. de COLOMBEL, président ; CLAIN, ORRY, cultivateurs ; BORGNON, DUBOIS, MARNIESSE, PERSON, vétérinaires ; LAFRANCE, pharmacien ; docteur LE ROY, rapporteur.

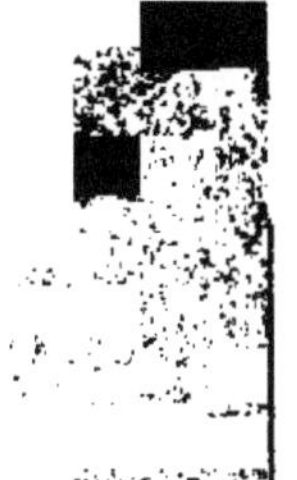

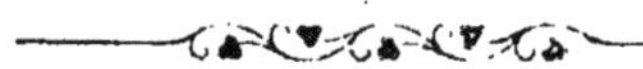

MEAUX
IMPRIMERIE DE JULES CARRO
1866

DE LA MALADIE

GÉNÉRALEMENT CONNUE SOUS LE NOM DE

SANG DE RATE

RAPPORT FAIT A LA SOCIÉTÉ D'AGRICULTURE DE MEAUX

PAR UNE COMMISSION COMPOSÉE DE

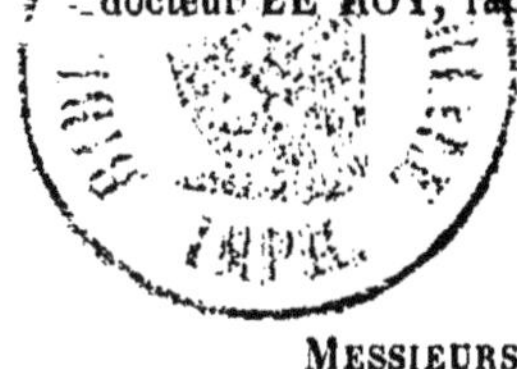

MM. de COLOMBEL, président ; CLAIN, ORRY, cultivateurs ; BORGNON, DUBOIS, MARNESSE, PERSON, vétérinaires ; LAFRANCE, pharmacien ; docteur LE ROY, rapporteur.

MESSIEURS,

La maladie que vous avez chargé votre commission d'étudier, intéresse d'abord et surtout l'agriculture en raison des pertes que le sang de rate lui fait constamment subir, puis le vétérinaire encore incertain sur les causes de la maladie, sa nature et malheureusement aussi sur son traitement, et enfin le médecin curieux d'étudier les rapports de causes à effet qui unissent le sang de rate aux maladies charbonneuses de l'homme, qu'on appelle pustule maligne et charbon malin.

La base de notre travail est formée par des réponses au questionnaire spécial, que vous avez envoyé dans tout l'arrondissement. Ces réponses, au nombre de 80 environ, émanent soit de maires, qui ont réuni des commissions spéciales pour délibérer sur les réponses à faire, soit de cultivateurs qui, avec le plus grand zèle, ont rempli dans la mesure de leurs moyens, les blancs du questionnaire.

Parmi les plus complets et ceux qui contiennent l'appréciation la plus juste, nous nous permettrons de citer les rapports des maires de Crouy-sur-Ourcq, Quincy, Vaux-sous-Coulombs, Moussy-le-Vieux, et ceux de MM. Piot d'Étavigny, Monin d'Emerainville, Souard de Puisieux, Gautier de Tancrou, Bernier de Mitry, Adam et Courtier de Trocy, Lefèvre de Douy, Bénard de Chessy.

Grâce aux communications soit écrites, soit verbales de plusieurs cultivateurs du canton de Betz, notre travail porte également sur ce canton, qui avec la même composition du sol, le même mode de culture que le nord de notre arrondissement, a aussi à souffrir du même fléau.

Sans négliger la symptomatologie depuis longtemps faite, et qui, au point de vue pratique où nous nous plaçons, ne peut avoir pour nous qu'un intérêt médiocre, nous nous sommes attachés plus particulièrement à l'étude des causes du sang de rate et de sa marche progressive dans notre contrée. De cette façon, et sans négliger les généralisations que permet l'état actuel de la question, nous espérons donner aux agriculteurs de cette contrée, sinon une méthode curative de traitement, du moins des indications empruntées à l'expérience de tous, sur la direction à suivre pour pallier le mal, en attendant qu'on arrive à le supprimer.

Notre travail est donc purement local ; c'est d'une maladie de la contrée que nous nous occupons, laissant à d'autres l'indication des nuances qui séparent le sang de la Brie, de celui de la Beauce ou du midi de la France. Bientôt, nous l'espérons, grâce aux travaux en cours d'exécution, on connaîtra pour chaque contrée les causes du fléau, les moyens de le combattre les plus efficaces ; et on pourra en coordonnant les données acquises de tous les points de la France, indiquer avec la nature de la maladie, la méthode de traitement la plus rationnelle.

A la rigueur, nous aurions dû étudier successivement et comparativement le sang de rate, sur les espèces ovines, bovines et chevalines; mais les plus grands ravages de la maladie s'exercent sur des moutons ; et ce n'est qu'exceptionnellement quand le fléau a atteint une intensité extrême, qu'il s'attaque à la vache, au cheval, et engendre chez l'homme une disposition aux tumeurs charbonneuses. Du reste, il n'existe pas dans les symptômes présentés par chaque espèce, de différences qui méritent une description particulière pour chacune.

C'est donc de la maladie du mouton que nous allons parler, sauf mention, toutes les fois que cela sera nécessaire, de celle de la vache et du cheval.

§ I. — Définition. Synonymie.

Sous le nom de sang de rate, on désigne actuellement une fièvre maligne, due à une altération qualitative d'abord, puis septique du sång, dans laquelle ce fluide devient épais, incoagulable, semblable à de la poix fondue, et forme des stases sanguines dans tous les organes parenchymateux, rate, foie, reins, poumons, cerveau, etc.

Cette maladie virulente et infectieuse est susceptible de se transmettre d'un animal malade, soit par contact médiat ou immédiat, soit par inoculation : 1° à un animal sain quelle que soit son espèce; 2° à l'homme sous forme de pustule maligne et de charbon.

Le nom de sang de rate qu'elle a reçu, au commencement de ce siècle, de Tessier, agronome beauceron, et qu'elle gardera jusqu'au moment où sa nature sera mieux connue du public, tient à ce que Tessier avait été frappé de l'engorgement énorme de la rate chez les animaux qui en mouraient.

§ II. — Symptômes, Diagnostic et Pronostic de la maladie.

Sachant combien est importante la question des Prodrômes, en raison du traitement prophylactique à instituer, nous avons fait, à cet égard, une enquête aussi complète que possible; mais il nous a été impossible d'arriver à rien de certain. Avant que la maladie soit déclarée, il peut se faire que les animaux soient languissants, comme il peut arriver qu'on remarque en eux une certaine surexcitation. Des observateurs méritant toute confiance, affirment qu'à ce moment certains animaux ont l'œil injecté; mais le plus souvent il est impossible de distinguer ceux chez lesquels la maladie est imminente.

Une fois arrivée l'invasion de la maladie, on observe une prostration générale, de la tristesse, de l'abattement, de l'accélération des mouvements du flanc, une respiration précipitée, et l'animal chancelle. Très-fréquemment les urines sont sanguinolentes, cependant, dans certains cas, ce symptôme manque complétement. Il n'est pas certain non plus que les excréments fussent toujours échauffés. En même temps, il y a ralentissement de la circulation capillaire, puis séparation des éléments solides et liquides du sang. Si l'on saigne, le sang sort difficilement de la veine; il est noir, épais, poisseux au dire de certains observateurs.

Au fur et à mesure que la maladie s'aggrave, l'affection prend un caractère essentiellement charbonneux, reconnaissable à une teinte violacée des muqueuses apparentes, à l'absence à peu près complète du pouls, aux mouvements tumultueux des flancs et du cœur; symptômes qui s'accusent de plus en plus jusqu'au moment où la mort vient terminer tout.

On n'a pas observé que le sang de rate fut une cause d'avortement chez les brebis, ni que celles qui avortent dussent à cette dernière circonstance une sorte d'immunité. Quant aux agneaux, ils peuvent mourir du sang; mais ces points auraient besoin d'être confirmés par une observation faite sur une plus grande échelle.

On ne connaît pas de maladies faciles à confondre avec le sang de rate; et avec un peu d'habitude, les cultivateurs et bergers reconnaissent au premier coup d'œil, qu'un mouton est atteint de cette maladie.

Depuis les premiers symptômes jusqu'à la mort, il s'écoule 2 à 3 heures, et la maladie, une fois déclarée, se termine toujours par la mort. Aussi, un de nos correspondants se croit-il en droit de dire, que contre elle, il ne connaît que le couteau.

Quant à la question de savoir si la maladie atteint de préférence certaine, soit les races rustiques et originaires du pays, soit les mérinos bien soignés, les races de boucherie précoces, ou d'origine étrangère; la moitié des réponses que nous avons reçues, porte que le sang de rate frappe indistinctement, tandis que l'autre moitié admet que les animaux de race sont un peu plus susceptibles que ceux du pays. En même temps, on trouve dans plusieurs rapports, cette remarque, que si les mérinos paraissent plus maltraités, c'est qu'étant moins précoces, on les garde plus longtemps.

§ III. — Lésions anatomiques.

Couleur noire, décomposition rapide et enflure des animaux morts de la maladie. La viande de ceux qu'on égorge, se décompose d'autant moins vite, qu'ils sont plus près du début de la maladie. Dans ce cas seulement, la viande est assez belle, et vaut autant pour les bouchers, que si elle provenait d'animaux sains. La maladie au contraire était-elle déjà avancée quand on a égorgé les animaux, leur viande est plus ou moins noirâtre, violacée suivant certains rapports, livide et poisseuse suivant les autres.

A l'ouverture du corps, on trouve des stases sanguines dans tous les organes parenchymateux, rate, foie, reins, poumons, cerveau, etc. La rate en particulier est volumineuse, molle, remplie d'un sang noir comme de la poix fondue ; chez certains animaux ce caractère existe seul, tandis que chez d'autres animaux on trouve en outre des ecchymoses.

Ces lésions que l'on rencontre invariablement dans le sang de rate de notre contrée, sont trop semblables à celles qu'indiquent MM. Denonvilliers et Gosselin, à l'article fièvre charbonneuse de leur compendium, pour qu'on n'en tire pas la conclusion, que les deux affections n'en font qu'une.

« La fièvre charbonneuse, disent ces deux auteurs, existe sans » aucune tumeur extérieure ; mais à l'ouverture des cadavres, on » trouve des tumeurs noires, sanguines et charbonnées, dans le » foie, la rate, le pancréas, etc, entre les feuillets du mésentère, » près le tronc de l'artère mésentérique antérieure des ecchymoses » dans le cerveau, dans les poumons, sur la face antérieure du » cœur et dans son épaisseur, des épanchements de sang noir et » dissous dans les différentes cavités, dans les ventricules du cerveau, » dans les intestins et la vessie, dans le tissu cellulaire graisseux, » dans les muscles, etc. »

Peut-être, certains de nous pourraient-ils élever cette objection que les tumeurs internes ne sont pas bien caractérisées ; mais c'est là un fait particulier au mouton, chez lequel les épanchements cruoriques dans les gaînes cellulaires, sont bien moins fréquents, et ont moins l'apparence de tumeurs charbonneuses, que chez le cheval et les grands ruminants. En résumé, si les épanchements que nous venons de décrire, si la décomposition rapide, ainsi que l'odeur *sui generis*, suffisent pour caractériser le charbon, la maladie qui nous occupe, est une affection charbonneuse à un degré quelconque : affection débutant chez les animaux par un empoisonnement général, et se terminant par la mort avant ou au moment de l'apparition des tumeurs; tandis que chez l'homme, en vertu d'une immunité spéciale, les tumeurs extérieures ou l'empoisonnement localisé précèdent toujours la fièvre charbonneuse ou l'empoisonnement général.

Un mot maintenant de la présence dans le sang de certains petits corps, dont M. Lafrance a eu la complaisance de nous montrer des échantillons desséchés; et autour desquels il s'est engagé une discussion, que tous les amis de la science ont cru un instant le point de départ d'une ère nouvelle pour l'étude du sang de rate.

En août 1864, un micrographe, M. Davaine, venait annoncer à l'Académie des Sciences, que la maladie connue sous le nom de sang de rate, était produite par la présence dans le sang, de petits corps filiformes, qu'il désignait d'abord sous le nom de Bactéries, puis sous celui de Bactéridies, comparaît au ferment Butyrique de

M. Pasteur, et finalement considérait comme l'agent mystérieux de cette terrible maladie.

A cette opinion se rattachaient bientôt après d'autres micrographes, tels que M. Tigri, Signol et Pouchet, qui ajoutaient que ces animalcules vivants se voyaient dans un grand nombre d'autres états pathologiques, par exemple, chez l'homme dans la pustule maligne, la fièvre typhoïde, les phlegmasies des bronches des fosses nasales et du conduit auditif externe. Voilà donc des animalcules bien décrits, reconnus comme appartenant au genre vibrionien, et qu'on disait en leur qualité de parasites, la cause de la maladie charbonneuse.

Il ne s'agissait donc plus que de bien étudier les conditions de leur présence dans le sang des animaux, et d'administrer à ceux-ci un vermicide convenable.

Déjà, comme M. Davaine avait reproduit à volonté la maladie, en inoculant du sang de rate, contenant des Bactéridies, on se demandait s'il ne serait pas possible par une inoculation convenablement faite, dans le genre de celles qu'on pratique avec le virus de la petite vérole, de la vaccine et de la syphilis, d'opérer chez les animaux une modification qui les mettrait à l'abri du sang de rate.

Malheureusement ce n'était-là que des espérances, et les choses n'étaient pas destinées à marcher aussi simplement.

A la fin de 1864, MM. Leplat et Jailliard après avoir inoculé des Bactéridies provenant d'infusions végétales en putréfaction, sans produire d'accidents, étaient venu prétendre à l'Académie des Sciences, que si M. Davaine amenait des accidents analogues à ceux du sang de rate par ses inoculations, c'est qu'il inoculait en même temps que les Bactéridies un liquide virulent. Dans leur pensée, les accidents produits par M. Davaine, comme ceux qu'ils auraient obtenus eux-mêmes en forçant leurs doses, devaient être attribués à l'introduction dans le sang des animaux, d'un liquide virulent susceptible de produire un empoisonnement septicémique, toutes les fois que le véhicule était en trop grande quantité. En deux mots, les accidents produits par les inoculations, ne devaient pas être rapportés à la présence d'animalcules particuliers à la maladie du sang de rate ; mais à celle d'un liquide en putréfaction. Suivant encore MM. Lepiat et Jailliard, le sang de rate du mouton, pas plus que la maladie de sang de la vache, ne pourrait être retranché de la classe des maladies virulentes, pour être rangé dans celle des maladies parasitaires ; car les Bactéridies seraient un épiphénomène du charbon, dont il serait possible de le séparer par une expérimentation bien ordonnée ; par conséquent il n'y aurait pas lieu de les invoquer, comme caractère essentiel des affections charbonneuses, et encore moins comme leur cause. Enfin, le virus charbonneux, de même que tous les virus, serait d'autant plus puissant qu'il serait plus libre d'éléments étrangers, et pris sur un animal vivant et malade.

En résumé, les Bactéridies sont-elles cause ou effet, et la maladie est-elle parasitaire ou virulente. Tel était encore l'état de la question en septembre 1865, date des dernières communications faites sur ce sujet à l'Académie des Sciences.

En ce qui nous regarde, c'est-à-dire au point de vue agricole et purement pratique, nous estimons que la science expérimentale n'a pas encore obtenu de résultats sur lesquels on puisse baser une méthode de traitement rationnelle.

Au moment où l'on cherchait dans les inoculations du sang de rate aux animaux, un préservatif analogue à la vaccine chez l'homme, on s'était demandé si la dent du chien ne pouvait transporter par des morsures, la maladie, des moutons déjà languissants et atteints du sang de rate, à d'autres animaux vifs et bien portants de la même exploitation ; mais il est prouvé que le chien ne mord pas assez fort pour cela.

§ IV. — Fréquence, marche, durée et terminaison de la maladie

PASSÉE A L'ÉTAT D'EPIZOOTIE OU MIEUX ENZOOTIE.

Jusqu'ici nous avons montré la maladie aux prises avec un individu isolé, maintenant c'est avec des groupes plus ou moins nombreux de l'espèce. Seulement pour l'intelligence des pages qui vont suivre, il est indispensable que nous donnions un aperçu géologique de la contrée que nous habitons ; à seule fin de mettre en relief les localités ravagées par le sang de rate, et celles qui sont restées plus ou moins indemnes.

Le département de Seine-et-Marne fait partie du vaste ensemble géologique, connu sous le nom de Bassin de Paris. Les terrains appeles Tertiaires en occupent à peu près toute l'étendue, sauf au N. E. du côté de Crouy-sur-Ourcq, Ocquerre, Vaux-sous-Coulombs, et au S. E. du côté de Provins et de Bray, où dans le département même, ces terrains confinent au calcaire grossier et à la craie qui est la dernière assise des roches Secondaires. Toute la série des terrains Tertiaires dans le département, est représentée par trois plateaux superposés formant étages ou gradins, qui se succèdent du S. au N., et dont l'altitude varie pour le supérieur de 200 à 120 mètres environ au-dessus du niveau de la mer, pour le moyen de 190 à 100 mètres, et pour l'inférieur de 150 à 80 mètres.

La surface en est à peu près horizontale, mais leurs bords sont découpés en golfes profonds et en caps saillants et allongés. Dans la plupart des cas, le passage d'un de ces étages à celui qui est au-dessous, se fait par des versants très-raides qui rachètent une différence de niveau souvent de 40 à 50 mètres, et offrent à la vue une perspective de riants côteaux presque partout couverts de riches vergers. Mais cette succession par terrasses superposées, résultat des immenses déblais causés par les tempêtes de la mer Parisienne, n'a pas toujours existé ; et la preuve, c'est qu'on trouve au milieu des plaines de l'étage moyen et de l'étage inférieur, un grand nombre d'îlots et de mamelons isolés, atteignant toujours la hauteur des hautes plaines de l'étage supérieur dont ils sont la continuation, et restés comme autant de témoins de l'immense déblai produit par la violence des eaux, qui ont formé des bas-fonds entre ces îlots et les plaines hautes dont ils étaient la continuation.

Le premier et le plus élevé de ces trois étages, dit plateau du Gâtinais, continuation de celui de la Beauce, occupe à peu près le quart méridional du département. Formé par le calcaire lacustre supérieur, il présente une puissante assise, où le calcaire domine sur l'argile, et qui s'est maintenue en plaines régulières presque horizontales, assez riches de leur nature et très-propres à la grande culture.

Cette couche et les sables qu'elle recouvrait, ayant disparu sur un espace immense (l'aspect ruiniforme et remarquable des grès de Fontainebleau, montre la nature en quelque sorte prise sur le fait au milieu de ce travail), il est resté dans la partie centrale du département ou Brie proprement dite, le second étage formé par le calcaire lacustre inférieur, étendu en plaines presque horizontales; et où la présence de la glaise verte comme sous-sol, entretient à la surface, une humidité permanente favorable aux prairies naturelles, et obligeant en tout cas à une culture spéciale.

Enfin ces deux couches protectrices ayant été emportées sur une grande étendue, vers le nord-ouest du département, ont laissé à nu, un étage inférieur du calcaire lacustre inférieur, puissante formation marneuse dont la surface a été profondément sillonnée, et qui constitue les plateaux dits de la France, du Multien, etc. par opposition à celui de la Brie. Le calcaire argileux de cette dernière couche constitue en raison du tuf ou de la légère couche de marne qui lui sert de sous-sol, un terrain intermédiaire pour le degré d'humidité, à celui des deux couches précédentes, et éminemment propre à la grande culture.

Plus tard et petit à petit se sont formées les grandes vallées de la Seine, de la Marne, et celles des nombreux cours d'eaux qui en sont les affluents. Ces vallées profondes (sur certains points le fond en est à 45 mètres seulement au-dessus du niveau de la mer) ont une direction générale sensiblement de l'Est à l'Ouest, et ont apporté de nouvelles modifications dans la configuration et la composition du sol tel que je viens de le décrire. La principale de ces modifications est le dépôt, au fond de toutes les vallées, d'une couche sableuse ou Alluvions anciennes, éminemment propre à la culture maraîchère.

On voit dès lors que la situation des habitations ou des bâtiments d'exploitation, sur un plateau sec ou humide, sur une butte isolée, à mi-pente d'un côteau, ou au fond d'une vallée, en entraînant de grandes différences dans le climat, le genre et le mode de culture, doit en apporter aussi dans la constitution, la manière d'être et les maladies, soit des habitants, soit des animaux.

L'assolement des terres est en grande partie triennal, blé, avoine, prairies artificielles; pour une moindre proportion et quand l'indication est fournie par des terrains peu riches, l'assolement est quadriennal, et plus rarement encore biennal sur certains points de la petite culture. Au-dessous de 15 hectares une exploitation est rangée dans la petite culture; de 15 à 100 dans la moyenne, et au-dessus de 100 dans la grande.

Etudions maintenant le degré de fréquence de sang de rate sur les divers points de notre arrondissement.

De l'enquête, il ressort que la plus grande partie du plateau de la rive gauche de la Marne, en prenant, par exemple, Noisiel, Torcy, Saint-Thibault, Ferrières, Chanteloup, Serris, Bussy-Saint-Martin et Bussy-Saint-Georges, Magny-le-Hongre, Montry, Mareuil et Nanteuil-les-Meaux, Villiers-sur-Morin, Bouleurs, Monceaux, Jouarre, Bussière, Chamigny, Nanteuil-sur-Marne, Méry, où les exploitations sont situées, soit sur le plateau à sous-sol glaiseux et humide de la Brie, soit sur les pentes de la vallée de la Marne, et par conséquent, à même de donner aux bestiaux une nourriture variée, ne connaît pas le sang de rate. Comme la terre y est entre les mains de la petite ou de la moyenne culture, et que les troupeaux de moutons manquent ou sont peu nombreux, le sang de rate n'y est observé que par cas isolés et sur des vaches.

Sur ce même plateau de la Brie ou les pentes qui en descendent vers la Marne, à Jossigny, Guermantes, Coupvray, Chessy, Coutevroust, Chalifert, Saint-Martin-les-Voulangis, Boutigny, Quincy, Coulomme, Vaucourtois, Villemareuil, on trouve avec d'assez grandes fermes, des troupeaux de moutons; mais les cas de sang de rate sont peu nombreux, et arrivent surtout par les grandes chaleurs et les années sèches.

Qu'on remonte tout à fait sur le plateau de la Brie, où la nourriture comme la végétation sont moins variées, on trouve un petit nombre de localités, il est vrai, Emerainville, Collégien, Pierre-Levée, Bassevelle, où avec la grande culture et de nombreux troupeaux, la maladie est en permanence.

Qu'on repasse maintenant la Marne, et avec les buttes argileuses et à terrain en pente, de Courtry, Le Pin, Monthyon, Cuisy, Longperrier, qui dépendent géologiquement du plâteau de la Brie, on retrouve l'immunité du sang de rate, due peut-être à ce qu'on se trouve encore en moyenne et petite culture.

En résumé, sur la plus grande partie du plâteau argileux de la Brie, et sur les pentes qui en descendent, il y a immunité presque complète du sang de rate ; immunité coïncidant avec la petite culture et le petit nombre des moutons. Sur les points du même plâteau, où avec la grande culture se retrouvent de grands troupeaux de moutons, on ne compte que par cas isolés ; et cinq ou six communes seulement ont la maladie en permanence.

En descendant dans les plaines sableuses qui forment le fond de la vallée de la Marne, on trouve pour Pomponne, Dampmart, Montry, Changis, Citry et la Varenne de Meaux, une immunité complète. Vaires, Carnetin, Sammeron n'ont que des cas isolés, Saâcy n'en a que fort rarement, et encore l'hiver à la Bergerie. Isles-lès-Villenoy, Vignely en ont peu ; et il n'y a à notre connaissance, qu'une ferme située sur les sables de vallée, celle des Olivettes, près de Trilbardou, où le sang de rate soit en permanence.

Si nous remontons sur le plateau dit de France, où la grande culture entretient des troupeaux considérables, nous trouvons que depuis Mitry jusqu'à May, et depuis Annet jusqu'à Oissery et Puisieux, le sang de rate y est emdémique, c'est-à-dire en permanence à peu près partout, avec des exacerbations dues à des causes que nous allons faire connaître.

Mais tandis que, Tancrou, Cocherel, Rademont, avec la même constitution géologique et le même mode de culture que sur le plateau du Multien, ont le sang de rate en permanence ; tandis que Mary perd ses moutons quand ils vont sur Tancrou, et non quand ils descendent vers Lizy dans le fond de la vallée, on voit Dhuizy situé sur les sables, jouir d'un complète immunité, Crouy-sur-Ourcq n'avoir que des cas isolés, Coulombs, Germigny, Vaux-sous-Coulombs perdre peu.

On ne comprend pas bien au premier abord, que tout ce coin de l'arrondissement, séparé seulement du Multien par la vallée de l'Ourcq, et où la plus grande partie du sol est entre les mains de la grande culture, soit épargné. La raison est que, dans ce pays, aux environs d'Ocquerre, Crouy, Vaux, le sol plus accidenté que dans tout le reste de l'arrondissement, situé en partie sur le calcaire grossier, et les sables inférieurs, qui servent d'intermédiaire au calcaire argileux et à la craie, offre une variété de végétation et de nourriture pour les troupeaux, sur l'effet de laquelle nous reviendrons.

En somme, si nous voulions indiquer sur une carte les points de l'arrondissement où le sang de rate se montre avec la plus grande fréquence, nous marquerions en noir tout le plateau argilo-calcaire à sous-sol, soit de tuf, soit de marne, soit de terre ferrugineuse, disposé en grande culture, et par conséquent à végétation uniforme, qui s'étend de Mitry jusqu'à May, Etavigny, Boularre et à Cocherel.

Une zône à sous-sol sablonneux et calcaire, cultivée en grande culture, et ayant à peu près la configuration de la vallée de la Marne, serait avec la partie N. E. du canton de Lizy, marquée en gris. Enfin, le plateau argileux de la Brie et les pentes qui en descendent, sauf le territoire de quelques communes, constituées en grande culture et que nous avons indiqué plus haut, pourrait être marqué en blanc.

Pour nous résumer d'une manière plus complète, nous dirons que les terres légères ou fortes, sables, calcaire grossier, argile à meulière, c'est-à-dire les terrains coupés et accidentés qui, avec une végétation variée, ont des eaux abondantes, jouissent d'une sorte d'immunité, si on les compare au calcaire argileux à sous-sol marneux et à végétation complétement uniforme, où le sang de rate paraît enzootique.

Enfin, il est une dernière conséquence sur laquelle nous appellerons l'attention, c'est que l'intensité du sang de rate paraît être en raison directe de l'importance des troupeaux.

D'après ce qui précède, on doit s'attendre à de grandes différences dans la mortalité de ceux-ci, suivant le point où elle a été observée. Ne pouvant donner toutes les réponses, nous allons en citer seulement quelques-unes.

La mortalité nous est indiquée comme étant annuellement à Trocy, Congis, d'un peu plus de 2 0/0.

Armentières, 3, 6 0/0.

Mary-sur-Marne, 4 0/0.

Moussy-le-Vieux et Crégy, 4 à 5 0/0.

Fescheux, 10 à 12 0/0.

Acy dans certaines années, 15 à 16 0/0.

Poincy id. id. 15 0/0.

Fresnes id. id. 25 0/0.

Saint-Fiacre en 1861, 23 0/0.

— 1862, 14, 3 0/0.

— 1863, 5, 7 0/0.

— 1864, 17 0/0.

— 1865, 2, 8 0/0.

A Puisieux, on a perdu jusqu'à 25 0/0 dans les mois de juin, juillet, août, septembre, et 4 à 5 0/0 le reste de l'année.

Voici maintenant le chapitre des pertes exceptionnelles.

On a perdu à Mitry jusqu'au quart d'un troupeau de 800 bêtes.

A Etavigny, 120 sur 450.

Aux Olivettes, 150 sur 450.

A Bassevelle, jusqu'à 80 moutons en huit jours.

A Emerainville 15 à 20 bêtes sur un troupeau en certaines années, 80 à 100 dans d'autres.

Un cultivateur du Multien nous répondait qu'en juin 1851, son père avait perdu 150 bêtes en 15 jours. M. Chartier d'Annet en a perdu 350 en dix-sept jours.

M. Verrier, vétérinaire à Provins, porte la quantité des sujets morts de la maladie dans son arrondissement, au 1/15 ou 6 0/0, de la totalité pour les moutons, à 3 ou 4 0/0 pour les chevaux, et à près de 5 0/0 pour les bêtes bovines. Enfin, en Beauce, il est admis qu'année moyenne, la perte par le sang de rate peut être évaluée au dixième des troupeaux.

On conçoit qu'une maladie qui entraîne des pertes de cette importance, soit un véritable fléau pour la contrée où elle exerce ses ravages.

Quand le sang de rate décime un troupeau, on a beau y introduire des éléments nouveaux, voire même le renouveler en entier, rien n'y fait ; et au bout de peu de temps, une huitaine, au dire de plusieurs cultivateurs, les nouveaux venus commencent à mourir de la même façon que les autres. Cependant comme la proportion des victimes est moindre, cela semble indiquer que la maladie agit sur les nouveaux venus avec moins de force. Le sang de rate ne paraît épargner aucune race particulière de moutons, fussent-ils Champenois, Berrichons, Solognots : mais elle attaque peut-être un peu plus les races améliorées que celles dites du pays.

L'origine de la maladie constitue un point également obscur.

Ainsi, plusieurs praticiens au nombre desquels Audoin de Chaignebrun, ont fait connaître une maladie épizootique qui a frappé les animaux de plusieurs paroisses de la Brie en 1745, maladie qui approchait par la description qu'ils en ont laissée, considérablement du sang de rate.

A Armentières, Quincy, on la connaît de temps immémorial.

A Puisieux, depuis 1830.

A Annet, elle existait du temps de l'aïeul du cultivateur qui a répondu,

A Trocy, depuis au moins 20 ans,

A Tancrou, le cultivateur l'a toujours vue depuis 35 ans qu'il habite le pays.

A May, où la maladie était peu connue, il y a eu une sorte de reprise depuis 1860.

Elle existe à Fescheux depuis 5 ans, à Poincy depuis 6 ans et à Crégy depuis 16 ans.

A Bassevelle, on cite déjà l'année 1842.

A Trilbardou, elle a paru en 1857 à la ferme des Olivettes.

Enfin, plusieurs communes du canton de Dammartin et du Multien, l'ont eue pour la première fois, les unes en 1850 et 1851, les autres en 1857. D'où l'on peut conclure que cette maladie tend à devenir plus fréquente, puisque dans bon nombre de pays, on peut citer la date de son apparition ; mais que dans beaucoup de localités, elle existe de temps immémorial.

Ce qui tend à répandre la maladie, c'est que pour les changer d'air, on envoie les troupeaux infestés dans des localités qui ne connaissaient pas encore la maladie ; et où celle-ci s'établit.

La maladie ne sévit pas tous les ans avec la même force ; ainsi dans plusieurs communes, où elle est en permanence, on a noté à Bassevelle les années 1842 et 1857. A Mitry, Acy, Etavigny, Trilbardou et plusieurs autres communes, 1857. Cette dernière date est celle d'une année chaude et sèche, et par conséquent, favorable au développement des épidémies.

Emerainville a perdu, surtout en 1859, 1861 et 1865. Trocy en 1858, 1859, 1863, 1864 et 1865. Congis en 1865. Bref, il semble que la maladie ait reçu un coup de fouet en 1850 et 1851 ; et qu'en 1865, comme en 1857, la mortalité ait été plus considérable.

La maladie, suivant l'expression d'un cultivateur, vous prend comme un coup de fusil, et vous quitte de même. En général, et c'est le propre de toutes les épidémies, elle ne quitte le troupeau que quand elle y a fait le vide. Certaines exploitations l'ont, il est vrai, en permanence; mais elle y sévit peu pendant l'hiver. Par conséquent, on est exposé à perdre toute l'année dans la grande culture; seulement, d'ordinaire, l'invasion de la maladie a lieu en mai; son maximum serait en juillet; et elle continuerait ses ravages jusqu'en novembre. Octobre est un mois ordinairement sec dans ce pays ; et l'on comprend qu'il présente une recrudescence dans la mortalité, et un second maximum de celle-ci.

Il nous a même paru ressortir de l'ensemble des rapports provenant de la rive gauche de la Marne , rapports au nombre desquels se trouve celui de M. Vilpelle vétérinaire, qu'au lieu de juillet, c'est surtout en août, septembre et octobre, qu'on y perd des animaux du sang de rate. Cette différence tient peut-être à ce que dans ces terrains argileux, la terre n'acquiert sa complète sécheresse qu'à cette époque de l'année; quoi qu'il en soit, la mortalité pour l'arrondissement, a lieu surtout pendant la saison chaude, et pendant les mois de juillet d'abord, octobre, août, mai, juin etc.

D'ordinaire la maladie s'introduit dans une exploitation par communication d'un troupeau sain, avec un troupeau ou un certain nombre de bêtes malades. D'un autre côté, le développement de la maladie peut se faire d'emblée sur un certain nombre de têtes de bétail, et dépasser le chiffre de un pour cent par jour; quoique la plupart des troupeaux frappés si vivement, n'eussent pas été soit au contact, soit sous le vent d'un troupeau malade. La maladie étant médiatement contagieuse à toutes les espèces d'animaux, quand le foyer épidémique est suffisamment intense, les vaches sont prises d'abord, puis plus exceptionnellement les chevaux et la volaille. Exemple : chez M. Lefranc , de Vaucourtois , en 1865, des moutons achetés malades introduisent la maladie dans l'exploitation ; et en très-peu de temps six vaches en sont atteintes à leur tour, et meurent. Aux Granges de Gandelu , dans une ferme, où des moutons mouraient constamment, une après-midi 5 ou 6 vaches succombent, et le lendemain autant de chevaux et de porcs.

A Rozoy-Saint-Albin, à la suite d'une épidémie de sang de rate, 16 vaches meurent en 24 heures. Deux autres qu'on avait envoyées à plusieurs lieues de distance, meurent au même instant quoique la séparation existât depuis plusieurs jours. Enfin, l'écurie est attaquée et plusieurs chevaux meurent.

Quand une épidémie atteint cette violence, il n'est pas rare non plus dans les fermes de voir les cas de pustule maligne et de charbon devenir plus fréquents; ce qui indiquerait que l'empoisonnement général a gagné jusqu'à l'homme. Nous tenons en particulier du docteur Despaux, que dans la ferme de M. Maflard, après avoir passé des moutons aux vaches et aux chevaux, la maladie a fini par donner la pustule maligne au cultivateur et à son berger.

Nous venons de suivre le fléau dans sa communication facile et régulière. soit par contact, soit par simple voisinage, d'un troupeau malade à un troupeau sain; mais fort heureusement il n'en est pas toujours ainsi; et souvent il arrive qu'un lot isolé et maintenu dans une bergerie séparée, reste indemne, tandis que le reste de la ferme est atteint : ce qui prouve que la communication du mal par contagion, ne joue pas un rôle aussi important dans la propagation du mal, que pour le typhus des bêtes à cornes par exemple. Il n'est pas rare non plus, exceptions assez inexplicables, de voir quelques fermes entourées de troupeaux infestés, échapper pendant plusieurs années à la maladie ; quoique les moutons se rencontrent les uns avec les autres, passent par les mêmes chemins, et paissent quelquefois sur les mêmes champs.

En résumé, dans notre arrondissement, le sang de rate ne parait pas transmissible par les effluves qui se transportent d'un point à un autre sur l'aile des vents, ni par la simple cohabitation; mais il l'est facilement par un séjour prolongé d'un troupeau sain dans un lieu infesté, par les piqûres, les plaies, et il peut engendrer alors sur certaines constitutions prédisposées, la pustule maligne. Du reste, cette opinion est d'accord avec celle que, dans sa séance de mars 1866, la commission spéciale du sang de rate d'Eure-et-Loire a émise : en admettant après plusieurs années d'expériences, et de séquestrations de troupeaux dans des fermes isolées : 1° que le sang de rate est une maladie contagieuse; 2° que cette contagion n'étant pas comparable à celle du typhus, la commission déclare que les mesures rigoureuses prescrites par les anciens arrêts et règlements qui régissent la police sanitaire, ne sont pas applicables au sang de rate.

Quant à l'incubation de la maladie, elle est variable. Certains faits donnent à penser qu'elle est souvent de 24 heures seulement, et dans d'autres cas, d'une ou plusieurs semaines ou même d'un ou deux mois. Peut-être serait-on plus près de la vérité, en admettant que dans une exploitation où le sang de rate a formé un foyer, la maladie imprégnée dans les murs ou les fumiers, continue, indéfiniment à planer sur le troupeau ; et n'attend pour se montrer de nouveau, qu'une cause déterminante suffisamment forte.

Une fois établie au milieu d'un troupeau, l'épidémie quand elle atteint une certaine intensité, peut frapper indifféremment toutes les bêtes, grasses ou maigres, quelles que soient les précautions qu'on prenne pour certaines d'entr'elles; et quoi qu'on fasse, elle peut continuer ses ravages, même pendant l'hiver.

§ V. — Causes.

ÉTAT ATMOSPHÉRIQUE. — L'époque mensuelle de la plus grande fréquence du sang de rate nous a déjà servi à expliquer, comment la chaleur était le premier élément de la mortalité. Il faut y joindre aussi la sécheresse, car c'est pendant, ou à la veille des temps orageux, qu'on voit souvent arriver une recrudescence dans la maladie. Un excellent rapport de M. Chartier d'Annet, précise même cette influence mixte de la chaleur et de la sécheresse, en disant qu'on perd par les fortes chaleurs en été, comme par les fortes gelées en hiver.

Quand il y a de la vapeur d'eau dans l'air, comme après un orage, les cas sont plus rares, même quand il continue à faire chaud ; et la mortalité diminue; pour ne cesser que quand les pluies d'automne viennent abaisser la température.

Il paraît également prouvé que les révolutions atmosphériques comme le passage du beau au mauvais temps, ou réciproquement, sont susceptibles d'amener une recrudescence dans la maladie.

COMPOSITION DU SOL — Il est reconnu généralement par tous les cultivateurs, qui perdant constamment des moutons du sang de rate, sont d'excellents juges en pareille matière, que ceux de leurs voisins qui ont la faculté de faire paître dans des terrains humides, perdent moins. En temps d'épidémie, on obtient même souvent un arrêt dans la mortalité d'un troupeau, quand on peut transporter sa dépaissance d'un terrain sec dans un terrain humide.

Un cultivateur attribue la maladie aux terrains ferrugineux avec tuf pour sous-sol ; plusieurs autres en accusent les terrains récemment et fortement marnés, ou bien cette variété de sol, dite terre blanche, qui se durcit après la pluie. Bref de l'ensemble de notre enquête, il résulte que le fléau sévit avec le plus de violence, sur les terrains de calcaire-argileux plus ou moins compacts, plus ou moins ferrugineux, ordinairement assez perméables, et dont le sous-sol est formé par de la marne ou du tuf; en d'autres termes sur ces beaux plateaux si bien amendés et cultivés, presque sans ombrages, de la France et du Multien, qui sont l'orgueil de notre agriculture.

L'influence des terrains formés d'argile à meulières, de sable et de craie ou calcaire grossier, c'est-à-dire de ceux que pour cause de trop grande humidité ou sécheresse, on est obligé de laisser en prairies naturelles, se traduit au contraire en diminution ou suppression complète des cas de sang de rate parmi les troupeaux.

Ces faits s'accordent parfaitement avec cette donnée physiologique, qu'une maladie entretenue par un terrain d'une composition géologique donnée, et par la nourriture que celui-ci produit, doit être modifiée sinon guérie, en transportant les troupeaux sur un sol d'une composition toute différente. Dans le Loiret sur la rive droite de la Loire, dit M. Delafond, se trouve une partie de la Sologne, pays humide et plat, peu cultivé, à surface sablonneuse, et à fond argileux. La maladie du sang est inconnue dans cette localité, habitée par la race Solognote, petite et rustique; mais cette race est souvent décimée par la pourriture et la cachexie aqueuse. Cette même cachexie aqueuse, est pour les prairies humides, boisées du Perche, ce que le sang de rate est pour la Beauce et la Brie; et la cause de l'une est le préservatif efficace de l'autre; de sorte que s'il était possible de réunir ces deux causes, on aurait le plus puissant prophylachique de ces deux maladies.

Enfin, souvent il nous est arrivé d'entendre dire à des cultivateurs, que telle pièce de terre, où rien ne faisait soupçonner une influence funeste, né pouvait servir au parcage sans que l'existence du troupeau en fût compromise. Il y a là vraisemblablement une influence Tellurique qui nous échappe, et qu'une observation plus rigoureuse pourra seule un jour nous dévoiler.

STABULATION. — Au premier abord, il semble que la stabulation doive être une cause puissante d'infection et par là même de propagation épidémique. En effet, quelle que soit l'étendue des bergeries, l'air promptement altéré par les produits de la respiration et des diverses excrétions, introduit dans l'économie des éléments de septicité que le sang reçoit et répand rapidement dans toutes les parties du corps.

On peut donc dire que, en raison de cette décomposition continuelle de son organisme, tout être, vivant longtemps dans le même air atmosphérique et faisant partie d'un troupeau, devient lui-

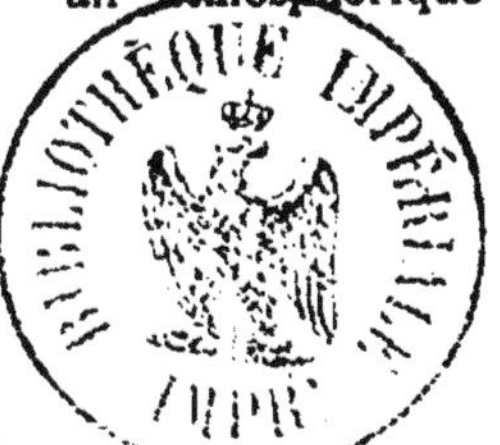

même une cause d'infection. Aussi dans certaines localités où l'on ne voit que des cas isolés de sang de rate, comme à Saâcy par exemple, c'est en hiver à la bergerie qu'on les constate.

Toutefois, la plupart des rapports et en particulier celui de M. Vilpelle, insistent sur ce point, qu'en temps d'épidémies, les animaux meurent indistinctement à la bergerie comme au parc, dans les bergeries aérées, comme dans celles qui sont basses et humides.

En tout cas, le soin avec lequel nos agriculteurs décrivent les bergeries dans leurs rapports, ne permet pas de douter un seul instant, de l'importance qu'ils attachent actuellement à cette question hygiénique.

Le sol des bergeries a été renouvelé par certains cultivateurs, en temps d'épidémie, avec plus de soin qu'à l'ordinaire, et quant aux résidus des bêtes abattues, ils ont été enfouis plus soigneusement, soit dans le fumier, soit au dehors de la ferme. La crainte de voir la maladie se propager de cette façon n'est du reste pas sans fondement. Ainsi, M. Mignot, d'Acy, cite l'exemple concluant d'un troupeau sain, qui passe un jour, quoiqu'à distance, sous le vent des cadavres de 8 ou 10 moutons morts du sang de rate et provenant d'un troupeau depuis longtemps décimé : le lendemain le troupeau resté jusqu'alors indemne, commençait pour une durée de 15 jours à perdre 3 ou 4 moutons par jour.

BOISSON. — La question de la boisson, une de celles qui préoccupent le plus les agriculteurs, est résolue par eux la plupart du temps aussi convenablement que possible. Suivant la situation des exploitations, les troupeaux sont abreuvés par des eaux de rivières, de sources, de puits, distribuées abondamment et amenées quelquefois par des conduites jusque dans les bergeries mêmes.

Le plus souvent qu'on peut, on mène les troupeaux à une eau courante qui dans beaucoup de cas est celle de la Marne. Sur les plâteaux de la France et du Multien, les troupeaux boivent de l'eau de puits qui, bien que séléniteuse, ne peut cependant être regardée comme nuisible; car elle est presque la seule boisson des cantons de Claye et Dammartin, qui ont justement la plus belle population de l'arrondissement. Il serait néanmoins possible, que l'usage constant des eaux de sources, dans toute la partie de l'arrondissement située sur la rive gauche de la Marne, ait contribué, pour une certaine partie, à éloigner le fléau de ce pays, ou à en rendre les apparitions moins meurtrières.

Malheureusement, il existe un certain nombre d'exploitations, où l'on ne peut faire autrement que d'abreuver les troupeaux aux eaux stagnantes des mares. Nous ne savons s'il existe dans ces eaux des germes d'animalcules microscopiques, qui absorbés et mêlés au sang, deviennent dans certaines conditions, susceptibles d'engendrer le fléau du sang de rate. En tout cas, il est assez curieux de remarquer, que sept rapports seulement émanés de la grande culture, portent comme réponse, que les troupeaux buvaient de l'eau de mare. Or, voici le bilan des pertes de ces exploitations. A Puisieux et Pierre-Levée, où les troupeaux boivent tout ou parties d'eau de mare, les pertes sont assez considérables. A Saint-Ouen le fermier a perdu 120 moutons sur un troupeau de 450. Deux autres fermiers du Multien, placés dans les mêmes conditions, ont perdu l'un 150 et l'autre 200 bêtes, sur des troupeaux de 850 et 900. Le troupeau d'Emerainville dont nous avons déjà parlé, a perdu en certaines années, jusqu'à 100 bêtes ; enfin M. Bernier, de Mitry, a perdu jusqu'à 200 moutons sur 800. Il y a là, nous le croyons, autre chose qu'une coïncidence, surtout si l'on fait attention qu'il s'agit d'exploitations dirigées par des cultivateurs qui paraissent extrêmement intelligents. La question n'est pas assez connue, pour que nous affirmions que les animalcules parasites contenus dans l'eau de mare, soient la cause de cette aggravation de fléau. En tout cas, nous croyons en avoir dit assez pour engager les cultivateurs à creuser des puits et faire les frais soit de manéges, soit de machines à vapeur, nécessaires pour supprimer l'eau de mare dans la boisson de leurs animaux.

ALIMENTATION. — En nous occupant de la fréquence du sang de rate suivant les divers terrains de l'arrondissement, nous avons déjà fait pressentir à quelle alimentation paraissait attachée l'indemnité de la maladie et à quelle autre son apparition fréquente au milieu des troupeaux. Les terrains, soit pauvres soit humides, n'ayant que rarement la maladie, tandis que ceux où la culture est la plus intensive, l'ont en permanence, il ressort de là que l'alimentation peu riche et variée des terrains maigres ou humides, entretient mieux la santé des animaux, que celle des terrains fréquemment marnés et amendés, où la grande culture vouée par des raisons économiques à une production végétale toujours la même, ne peut fournir aux troupeaux la variété des espèces végétales, qui leur seraient nécessaires.

Ces prémisses, sur lesquelles nous reviendrons, étant posées, voyons si de l'enquête il ne ressort pas quelques faits de détails utiles à connaître. Le régime varie suivant qu'on considère les animaux dans la petite ou la grande culture.

Dans la petite culture, la nourriture est relativement bien plus variée, et se rapproche davantage de celle que les animaux trouveraient sur un sol abandonné à lui-même.

Dans la grande culture, la nourriture se compose en général, dans la belle saison, de navette, minette, trèfle blanc, incarnat et gros trèfle, jeune luzerne, seigle, pois, vesce, sainfoin, regains de 2e coupe et chaumes de toutes espèces. Plantes, faisant presque toutes, partie de la famille des légumineuses. Quelques agriculteurs plantent en outre de la chicorée sauvage destinée à être donnée aux troupeaux comme rafraîchissant.

En hiver on donne, son, avoine, fèverolles, paille de blé et a oine, betteraves oui ou non fermentées, et pulpe, quand il y en a, mélée de menue-paille.

Telle est la base du régime des troupeaux, base modifiée par chacun, selon les habitudes locales, et les nécessités de l'exploitation. A l'avance nous pouvons dire que les différentes parties de cette nourriture, qui paraît être donnée à discrétion, n'ont pas d'influence bien appréciable, soit sur l'arrivée, soit sur la cessation de la maladie.

L'action de la Pulpe, n'a pas été assez bien démêlée, pour que nous puissions en parler. Les betteraves bien fermentées et mêlées à des fourrages et menues pailles hachées, augmenteraient l'intensité de la maladie suivant M. Scourgeon, de Saint-Soupplets; tandis que suivant d'autres leur action serait indifférente.

Les résultats controversés de l'enquête, ne permettent par non plus de décider, si la perte plus considérable des moutons en octobre, est due à ce qu'en cette saison, ils sont dans des chaumes glanés.

La minette en vert, le gros trèfle et surtout le treffle rouge sont incriminés, ce dernier en particulier par presque tous les cultivateurs, comme déterminant ou augmentant la maladie. Une faible minorité doute cependant de cette influence funeste du trèfle rouge, et attribuerait les effets qu'on ne nie pas, à ce qu'il constitue une nourriture plus succulente peut-être, que les autres. A ce sujet, M. Bénard, de Coupvray, dit en avoir toujours donné sans inconvénient, et M. Gautier, de Tancrou, le proclame la meilleure des nourritures quand on sait en faire un usage convenable. Il dit avec raison que toutes les plantes peuvent donner le sang de rate, quand elles sont trop avancées; et que la minette et le sainfoin sont d'excellentes plantes, mangées à temps, c'est-à-dire à l'apparition des premières fleurs, tandis qu'en graine, l'effet de cette nourriture serait mauvais. Il donne en outre du trèfle rouge, toutes les fois que cela est possible, et affirme que ce sont les années où il a perdu le moins de moutons. Nous avouons pour notre part nous ranger à l'opinion de la minorité et croire à l'innocuité du trèfle rouge, donné dans la mesure la plus convenable, c'est-à-dire mangé dès l'apparition des premières fleurs et très-bas.

Suivant la majorité des opinions, on pourrait donner indistinctement les fourrages sur pieds et fanés. En tous cas, le sentiment général est que la maladie vous prend à l'improviste, sans qu'on puisse en rapporter l'invasion, soit aux fourrages secs, soit à ceux qui sont verts. Un cultivateur du Multien, faisant remarquer le peu d'influence du vert, dit que les beliers qui sont retenus à la bergerie, n'en meurent pas moins de la maladie en temps d'épidémie.

En tout cas, le changement de régime paraît dans bon nombre de cas avoir atténué la maladie.

A l'époque actuelle, il est rare qu'on puisse faire aux cultivateurs le reproche assez souvent mérité autrefois, de donner à leurs bestiaux, des fourrages avariés ; mais ils ont le tort de s'en tenir à une alimentation uniforme et trop exclusive ; nous voulons parler de l'usage exclusif des légumineuses, auquel presque tous les vétérinaires attribuent la maladie du sang de rate.

Quand nous parlons des vétérinaires, il n'y a pas que ceux de l'époque actuelle, car dès le commencement de ce siècle, l'abbé Tessier, célèbre agronome beauceron, attribuait la maladie du sang de rate, à l'usage trop exclusif des légumineuses, à la culture desquelles on ne saurait d'un autre côté dénier les grands progrès faits depuis cette époque en agriculture.

Le reproche qu'on fait aux légumineuses, est de constituer une alimentation qui, trop exclusive, ne peut entretenir l'équilibre des fonctions organiques, puisque ces plantes ne donnent au sang qu'une partie des matériaux nécessaires à sa réparation.

On a longtemps cru à propos de sang de rate, et cela date des premiers observateurs de cette maladie, que comme pour le charbon, la cause pouvait être rapportée à une nourriture avariée, à de l'eau vaseuse, au séjour dans des étables mal aérées, au milieu de fumiers. L'état actuel de nos exploitations permet de juger qu'il est loin d'en être ainsi, et la maladie une fois déclarée continue ses ravages, malgré les soins hygiéniques, dont les troupeaux sont maintenant entourés presque partout. La mortalité s'explique d'une autre façon, et on en trouve généralement la cause dans l'usage d'une nourriture trop succulente.

Au printemps, par exemple, si on met des animaux nouveau-tondus, et ayant grand appétit, dans des verts relativement trop mûrs, c'est-à-dire prêts à passer en graine et alors trop nourrissants, ils acquièrent, en deux mois de ce régime, un sang trop riche, et ils sont alors sous le coup de ces congestions subites, point de départ ordinaire de l'épizootie dans une exploitation. Je suis persuadé, disait déjà Teissier, que ce qui contribue le plus à la maladie du sang, c'est l'opiniâtreté des bergers à ne pas vouloir rentrer leurs bêtes sans qu'elles aient l'estomac rempli, même dans les pays où les plantes contenant plus de parties nutritives qu'ailleurs, elles devraient n'en manger que très-peu.

Bref, il est reconnu généralement que la nourriture abondante et trop substantielle, comme il arrive quand les troupeaux sont au vert, prédispose à la maladie, bien qu'un certain nombre de cultivateurs aient la précaution de faire paître l'herbe aussi jeune que possible, afin qu'elle soit moins nourrissante et tienne le ventre plus libre.

Par conséquent il n'y rien d'étonnant à trouver le sang de rate enzootique, on peut dire, sur les terrains fertiles, où les plantes, sous un même volume, contiennent plus de sucs, et où la nourriture est plus forte et en même temps moins variée dans ses éléments constituants.

Du reste dans les été frais et humides, ou même quelle que soit l'année, dans les terrains constamment frais et humides, la nourriture étant moins succulente, il y a moins de sang de rate.

L'innocuité des mauvaises terres serait due, pour le même motif, à leur végétation spéciale. En effet, sur les mauvaises terres, l'agriculture se relâche un peu de cette économie qui lui fait ne pas laisser perdre un pouce de terrain fertile ; il en résulte que les troupeaux trouvent soit sur les chemins, soit sur la lisière des champs ou des bois, de ces plantes variées et sauvages qui, arrivées à maturité, contiennent des résines purgatives ; en outre comme les champs sont peu fertiles, il en résulte une nourriture plus maigre, moins excitante, moins favorable aussi à l'engraissement et par là même aux congestions subites.

Telle est la raison pour laquelle, à Villeparisis, où le sol accidenté, est en partie argileux, qui a des bois, des prairies naturelles et artificielles, la maladie est rare ; tandis que Mitry, à côté, est constamment décimé. Le maire de Coutevroust met le doigt, d'une manière plus précise, sur la plaie, en attribuant les deux ou trois cas de sang de rate, par an, sur six à sept cents bêtes, à ce que les pâturages sont peu nourrissants.

Enfin, nous empruntons au rapport de M. Piot, d'Etavigny, les détails suivants, qui montreront clairement, et le mode de propagation de la maladie, et l'influence que peut avoir la nourriture sur une épizootie.

Après avoir annoncé que, du 20 au 25 novembre, il avait perdu quatre vaches, du sang de rate, M. Piot dit : « Au mois de décembre, les moutons furent réintégrés dans leurs bergeries : les brebis dans l'une, les agneaux gris dans une autre, les antenais dans une troisième, et les moutons de trois, quatre, cinq ans, et au-dessus, dans une petite ferme isolée de ma ferme principale.

» Les brebis avaient, chaque jour, des betteraves fraîches, saupoudrées de son, du mélange fermenté en petite quantité, quelques bottes de bon regain de luzerne et de la paille; les antenais, quelques bottes de luzerne de première coupe, de la paille et du mélange fermenté; les agneaux gris, luzerne de première coupe, un demi-litre d'avoine par tête et de la paille; les moutons de la petite ferme, du foin de médiocre qualité, récolté dans la vallée de l'Ourcq, et de la paille à discrétion.

» Tout à coup, au milieu d'un état apparent de bonne santé, la maladie éclate, et, du 5 au 12 janvier 1865, enlève quatre-vingts moutons sur quatre cents. Les agneaux gris, et surtout les moutons d'âge, qui étaient dans une ferme isolée, sont seuls épargnés. »

De ces faits, M. Piot tire un réquisitoire contre la nourriture fermentée qu'avaient mangée les brebis et les antenais. Les résultats de l'enquête ne nous permettent pas d'être de son opinion, et nous croyons que la nourriture fermentée est bonne dans une certaine mesure; mais il est, en tout cas, curieux de voir épargné le lot de moutons qui mangeait de l'avoine, et celui qui, placé dans une ferme isolée, n'avait à manger que du mauvais foin.

§ VI. — Nature de la maladie.

Dans ce cas, comme cela arrive ordinairement pour un grand nombre d'affections morbides, il est assez difficile d'observer le germe dont l'éclosion va donner naissance à la maladie. Ce germe, nous croyons l'avoir trouvé dans le développement anormal, donné au système sanguin du mouton, par une alimentation exagérée ; dans une saison où la ration devrait être diminuée, pour rester d'accord avec les lois de l'hygiène. On comprend maintenant, pourquoi les questionnaires apportent tant d'insistance à savoir si la maladie s'attaque aux plus beaux sujets, en d'autres termes, à la tête du troupeau. La majorité de ceux qui nous ont répondu, admet que la maladie prend indistinctement; pour la minorité, les plus beaux sujets seraient frappés les premiers; tandis que, suivant un certain nombre de cultivateurs, la maladie porterait, en même temps que sur les moutons bien portants, sur ceux qui changent d'état, c'est-à-dire qui reprennent très-vite après avoir été maladifs. Quoi qu'il en soit, en faisant la part du régime abondant auquel sont soumis les troupeaux, nous aurions de la tendance à croire que le premier cas qui se produit isolément dans un troupeau resté jusqu'alors indemne, qu'on l'appelle gros sang, apoplexie ou sang de rate, est une congestion d'une nature spéciale à l'espèce animale attaquée. Chez l'homme, c'est le cerveau, l'organe travaillant par excellence, qui est attaqué par l'apoplexie, ou la méningite épidémique ; tandis que, chez les animaux, les ruminants, par exemple, la complication du système digestif, explique naturellement la fréquence des congestions viscérales de l'abdomen.

On peut mettre les premiers symptômes, sur le compte d'une congestion ou d'une apoplexie, avec d'autant plus de raison, que nous croyons à l'existence d'un certain nombre de gros sangs ou apoplexies réelles, parmi les cas de sang de rate, qui surviennent au milieu des grandes chaleurs. Nous admettons ensuite qu'il peut y avoir quelque variété, dans les symptômes de début du sang de rate; symptômes ou accidents susceptibles de varier suivant les contrées et non encore étudiés à un point de vue comparatif. Une preuve que la maladie peut n'être au début qu'un état congestif, ce sont les cas toujours isolés de la petite et de la moyenne culture, et même de certaines exploitations de la grande culture : exploitations où en raison de certaines conditions données, l'épidémie ne peut s'établir. Ainsi, M. Bénard nous rapporte qu'à Chessy, on compte seulement tous les ans quelques bêtes frappées, dans les grandes chaleurs et les temps secs et orageux ; c'est-à-dire dans les temps reconnus pour prédisposer aux apoplexies.

Il en est de même chez nos militaires, au milieu des marches forcées en Algérie, au Sénégal, en Cochinchine. Les Européens sanguins, gros mangeurs, sont foudroyés là où les naturels maigres, secs, vivant de peu et à circulation sanguine peu active, sont épargnés. C'est encore le cas de ces pigeons trop bien nourris et apoplectiques, qu'on voit dans les grandes chaleurs, tomber au milieu du Jardin des Tuileries.

Tout en admettant cette congestion, plusieurs membres de votre commission font cette réserve, qu'ils croient bien à une pléthore sanguine, cause première de la congestion; mais à leurs yeux ce serait une fausse pléthore, résultant d'une augmentation de la partie liquide et de certains éléments du sang, comme il arrive toutes les fois qu'un être animé, soit homme, soit animal, reconstitue promptement par la nourriture une certaine quantité de sang; mais en raison du défaut de variété dans l'alimentation, sur lequel nous avons déjà tant insisté, le principe cruorique dans le sang des animaux frappés de sang de rate, ne serait pas en quantité suffisante; en d'autres termes, il y aurait altération en quantité et peut-être en qualité des globules, ce qui contr'indiquerait l'idée d'une pléthore ordinaire.

Du reste, qu'on désigne comme on voudra ces premiers symptômes du sang de rate, ils n'en est pas moins vrai qu'aux yeux des cultivateurs, ils ont l'apparence (et la méthode des saignées si souvent employés en fait foi) d'être le résultat d'une congestion prémonitoire du sang de rate.

A peine la congestion que nous venons de décrire, a-t-elle eu le temps de s'établir, que la circulation s'accélère; et avec la dépression des forces, la décomposition rapide du sang vient marquer qu'on n'a pas affaire à une entérite ou inflammation simple de l'appareil digestif, maladie durant un certain laps de temps; mais à une fièvre spéciale, maligne on peut dire, avec arrêt de la circulation veineuse des viscères abdominaux. L'incirculabilité du sang constitue donc la maladie; et sa couleur, sa décomposition rapide, sa facilité à former des tumeurs, caractérise l'affection dite charbonneuse. Le sang de rate est donc essentiellement une maladie des enveloppes vasculaires et du liquide sanguin, qu'elle contiennent; maladie produite comme dans le choléra, par une lésion du système nerveux de la vie organique ; mais tandis que chez l'homme, il y a séparation facile du cruor et des liquides albumineux, séparation qui engendre des diarrhées et des vomissements incoërcibles ; chez les animaux atteints du sang de rate, il y a formation sur place d'un caillot.

Les déjections alvines et la décomposition cadavérique du premier animal mort du sang de rate, sur une exploitation, sont une cause d'infection miasmatique, qui reste impuissante à constituer un foyer épidémique, toutes les fois comme pour la petite, la moyenne et certaines exploitations de la grande culture, que le rassemblement d'animaux est peu nombreux, ou se trouve dans des conditions de stabulation, alimentation et boisson, etc., considérées par nous comme les plus satisfaisantes. Qu'au contraire, cette mort isolée tombe au milieu d'un de ces immenses troupeaux de la grande culture, placés dans des conditions qui ne sont satisfaisantes qu'en apparence ; et l'on voit rapidement un foyer épidémique s'établir sous l'influence des causes prédisposantes qui suivent. Premièrement, exigences de l'économie rurale, qui, sur les grandes exploitations, obligent à donner aux bestiaux pour une part importante de leur nourriture, des fourrages empruntés à la famille des légumineuses, au lieu de l'être à celle des graminées. Secondement, importance de ces énormes troupeaux de six, sept, huit et neuf cents bêtes, bien plus susceptibles d'entretenir au milieu d'eux, une infection miasmatique, que les troupeaux beaucoup moins forts de la petite, de la moyenne culture, ou même de la grande culture d'autrefois. Troisièmement, races perfectionnées, précoces et par là même, moins résistantes à toutes les influences morbides. Telles sont les causes auxquelles on peut attribuer, nous ne dirons pas un empoisonnement lent, car l'expression serait trop forte, mais une modification intime et organique des races soumises à ce régime, modification ayant pour effet de déprimer la race, et de faciliter singulièrement l'établissement d'une épizootie.

L'indécision dans laquelle nous étions plus haut de faire plusieurs nuances du sang de rate, s'explique par les différences que marquent les symptômes de début de cette affection, surtout quand il s'agit de cas isolés. Tout embarras cesse quand la maladie est confirmée, et tous les cas finissent par présenter les symptômes de la fièvre charbonneuse. On sait du reste ce qui est parfaitement admis en nosologie médicale, qu'une maladie en prenant le caractère épidémique dans une contrée, tend à accaparer toutes les autres affections auxquelles l'espèce était en butte. De même, qu'en temps de choléra, toute maladie n'est que choléra ou se termine par choléra; de même actuellement que le sang de rate est la maladie dominante des espèces animales, toutes les autres affections, cachexie aqueuse, etc., sont supprimées ou se terminent en présentant les symptômes du sang de rate.

Ainsi, une enquête faite par le Comice agricole de Provins, prouve qu'en 1864, sur 11,895 sujets appartenant aux diverses espèces, morts de maladie, 11,087 étaient signalés comme morts de la seule épizootie existante, le sang de rate.

§ VII. — Traitement.

Toute dissertation sur la nature d'une maladie étant nécessairement un peu hypothétique, doit trouver dans le traitement sa confirmation. Nous espérons démontrer qu'il en est ainsi pour la théorie que nous venons d'émettre sur la nature du sang de rate.

Les premiers symptômes de cette maladie ressemblent tellement a ceux d'une congestion active, que, de tout temps, la saignée a été employée avec plus ou moins de succès par les cultivateurs.

On l'a pratiquée comme moyen préventif ou de précaution, avant l'invasion de la maladie au milieu du troupeau. Mais sur un troupeau entier, cela constitue un moyen d'un emploi assez difficile, d'autant plus qu'on risque de perdre des bêtes d'hémorrhagie. (M. Chartier, d'Annet, dit même avoir vu mourir du sang de rate des bêtes qu'il avait eu de la peine à sauver des suites de la saignée); et M. Mignot, d'Acy, en saignant une bergerie entière, n'a pu empêcher la maladie d'éclater.

A Quincy, où les étables, pour l'hiver, sont trop basses et trop étroites, dans les cas pressés et en attendant le vétérinaire, les propriétaires de vaches pratiquent assez souvent eux-mêmes une saignée à l'animal, en lui coupant obliquement et assez profondément la queue, à deux ou trois nœuds au-dessous de la naissance. Pratiquée à temps, cette saignée produit de bons effets, et suffit souvent pour enrayer la maladie.

Pour les vaches, M. Adam, de Trocy, qui en perd toute l'année, emploie le sel de soude, fait arroser les fourrages, donne des pommes de terre une fois par semaine; il fait saigner avant le vêlage. Pour les chevaux, le même, donne du son mouillé tous les jours: il les fait saigner à la moindre indisposition; car, d'après l'avis de M. Mignot, dans les pays dits sanguins, à la plus légère maladie, le sang se mêle de la partie, et peut causer la fièvre charbonneuse ou les tranchées rouges.

C'est dans la période prodromique que la saignée a été pratiquée avec succès par des cultivateurs, sur des moutons auxquels ils avaient reconnu l'œil injecté; mais peut-être dans ces cas y avait-il imminence de ce qu'on appelle gros sang, et qui constitue une variété d'entérite congestive, bien difficile à distinguer des congestions qui doivent tourner au sang de rate.

Mais que l'animal soit atteint même des premiers symptômes du sang de rate, et la saignée devient complétement inefficace, bien que certains cultivateurs affirment avoir saigné aussitôt qu'ils se sont aperçus de l'invasion de la maladie, c'est-à-dire 10 à 15 minutes après.

Quand il y a déjà quelque temps que l'animal a été frappé, quand il urine le sang, par exemple, les avis sur la saignée sont unanimes: elle accélère la terminaison, et il est préférable de tuer l'animal.

Après l'emploi de la saignée, il était naturel qu'on tentât de combattre ce qui paraissait une congestion, par les altérants du sang, tels que les sels alcalins, destinés à agir, soit comme purgatifs, soit comme diurétiques. Mais il ne paraît pas que l'emploi des sels de cuisine et de Glauber et autres condiments dans les rations, ou celui du vinaigre dans les boissons, ait eu un effet favorable et durable sur la maladie ; en général elle a continué malgré l'emploi de ces moyens. On regarde bien le sel de Glauber comme un bon moyen, mais il n'y a pas d'enthousiasme en ce qui le concerne.

Ceux qui combinent l'usage de la saignée, des purgatifs, et du barbottage à l'eau de son, réussissent souvent une année; mais l'année suivante le remède est impuissant.

En présence de l'anéantissement qui accompagne la maladie déclarée, il était naturel qu'on songeât à relever les forces et à exciter l'organisme des animaux malades ; aussi un membre de votre commission, M. Borgnon, préconise comme stimulant diffusible, l'acétate d'ammoniaque à haute dose. A une époque, l'eau de Rabel, également comme stimulant, a été préconisée par M. Minot.

Malgré quelques succès obtenus dans le traitement du sang de rate du cheval par M. Anginiard, au moyen du sulfate de quinine, nous ne pensons pas que cette méthode doive rester ; par la raison que nous n'avons rien trouvé dans la fièvre que nous étudions, qui ressemble aux fièvres d'accès, même pernicieuses, contre lesquelles le sulfate de quinine est ordinairement employé avec succès ; en outre, parce que la maladie éclatant surtout sur les territoires les plus sains, les moins humides et les mieux cultivés, il est impossible de trouver dans sa nature rien de maraimatique.

A côté des méthodes rationnelles, viennent ordinairement, en désespoir de cause, se ranger les remèdes empiriques. Nous n'en citerons qu'un, le dernier employé, autour duquel on a fait un certain bruit, et qui était présenté comme antiseptique, c'est-à-dire comme désinfectant, quoiqu'il y eût, à notre avis, une sorte de non sens, à donner un remède destiné à agir contre les symptômes et non contre la cause de la maladie. Nous voulons parler de l'acide phénique. Soit qu'elles n'aient pas été assez nombreuses, soit pour tout autre cause, les expériences n'ont pas paru concluantes.

Nous arrivons maintenant à la méthode préventive, qui a pour but de prévenir la maladie; et la seule à notre avis, dont les agriculteurs aient intérêt à s'occuper ; puisque l'expérience a prouvé qu'en présence d'une épidémie aussi redoutable, tous les sujets atteints étaient perdus. L'origine congestive de la maladie étant admise, il s'ensuit que tous les moyens, qui tendent à diminuer cette congestion, sont bons.

Un membre de votre commission, M. Dubois, se montre tellement convaincu de cette méthode, qu'il affirme qu'en nourrissant à peine les brebis d'un troupeau malade, la maladie cesse.

Sans être aussi radicaux dans leurs propositions, la plupart des cultivateurs qui nous ont répondu, attribuent nettement l'origine de la maladie à une nourriture trop succulente ; et comme l'indication du traitement est facile, les mêmes cultivateurs conseillent de tenir les moutons en état, sans chercher à les engraisser. Un certain nombre reconnaît même qu'il faudrait mieux chercher à les débiliter.

Quand on peut avoir à craindre la maladie, les betteraves fermentées, surtout dans les années sèches où elles sont riches en principes nutritifs, devront être données avec modération à la bergerie ou à l'étable. Un cultivateur a vu diminuer la maladie, en cessant de donner de l'avoine à ses moutons; en réalité ce n'était pas l'avoine qu'il fallait incriminer ici, mais l'excès d'un régime trop succulent. C'est pour une raison du même genre, qu'il convient de se méfier de la dépaissance sur certaines pièces parfaitement fumées, et ayant reçu récemment un fort marnage.

Les parties vertes des plantes sont une bonne chose, surtout de celles qui poussent lentement et naturellement sur le bord des chemins ou dans les prairies naturelles. Ces mêmes parties vertes contiennent des résines purgatives, et par là même rafraîchissantes, qui ne se trouvent pas dans les fourrages produits rapidement sur les prairies artificielles.

Après avoir traité la question de l'alimentation au point de vue quantitatif, voyons le point de vue qualitatif. Le changement de nourriture est un bon moyen, mais pas infaillible. En même temps, ne faire pâturer que l'herbe courte, le matin, à la rosée, et se procurer du fourrage de prairies naturelles, provenant de celles des pays environnants, restés indemnes de la maladie.

Si l'on donne du fourrage sec, le tremper dans l'eau paraît un bon moyen, consacré par l'expérience.

La préférence à donner aux fourrages, provenant de prairies naturelles, tient à ce que, dans les grandes exploitations, situées sur les plateaux, soit de la rive droite, soit de la gauche, la nourriture, peu variée, comme le sol, consiste surtout en légumineuses, et manque complétement de ces principes fournis par les graminées, qui, seuls, peuvent donner aux animaux la solidité, le ton et la force de résistance aux causes d'épidémie. Il est plus que probable, que c'est au fer et aux silicates qu'ils contiennent, que les graminées (gazons ou foin ordinaire des prairies) doivent ces propriétés salutaires.

Une idée du même genre a fait envoyer par plusieurs cultivateurs et avec succès les troupeaux dans les bois. Avec le changement de nourriture les animaux y trouvent un ombrage convenable, presqu'un changement de climat; aussi ce moyen a-t-il réussi à plusieurs.

Il nous est difficile de voir une simple coïncidence dans ce fait que plusieurs maires, entr'autres celui de Sammeron, s'applaudissent d'avoir plusieurs natures de terrains dans leur commune, ce qui leur permet de faire passer les moutons de l'un dans l'autre, suivant que la saison est sèche ou pluvieuse.

M. Richard, cultivateur à Pomponne, où la maladie n'a jamais » existé, est, nous le croyons, dans le vrai, en disant également : » Nous avons dans notre commune beaucoup de variété dans la » nature des terrains ; il en est de même de leurs produits, nous » ne laissons pas longtemps nos troupeaux dans les mêmes pâtu» rages, etc. »

« Le moyen employé, dit maintenant l'adjoint au maire de » Moussy-le-Vieux, pour empêcher cette maladie de prendre de l'in» tensité, est de changer la nourriture des moutons. Exemple : Un » troupeau est atteint du sang de rate en mangeant l'herbe d'un sol » argileux, aussitôt il faut lui faire manger l'herbe d'un sol sablon» neux ou calcaire. Ce moyen a toujours bien réussi dans cette » commune jusqu'à ce jour. »

Enfin, à Douy-la-Ramée, très-souvent, les troupeaux parqués sur les terrains argilo-calcaires, ont dû à un transfèrement sur les terres légères, un arrêt presque subit de la maladie. M. Lefèvre, maire de la commune, remarque qu'un cultivateur de cette commune, dont les pâturages se composent essentiellement de prairies naturelles, n'a presque jamais perdu de moutons attaqués du sang de rate. Il en tire cette conclusion, acceptée par nous, que la nourriture des prairies naturelles et des collines à terre légère ou humide, vaut mieux que l'alimentation avec les prairies artificielles des plateaux.

En même temps, il faut faire renoncer les cultivateurs à la stabulation permanente, aérer les bergeries, renouveler le sol, ou mieux leur substituer des abris, soit au milieu des champs, soit dans les bois ! donner aux animaux de l'eau pure et aussi fraîche que possible, les conduire doucement, et les baigner s'il y en a, à proximité, dans une eau courante. Le changement de parcage sur le territoire de l'exploitation, peut être essayé quoiqu'il réussisse une année pour échouer une autre.

Il est assez difficile de dire si la durée de la maladie est influencée par le séjour au parc ou à la bergerie ; attendu qu'il n'y a ordinairement qu'un troupeau, et que celui-ci est soumis à un régime uniforme ; mais la tendance des réponses est que la maladie étend indistinctement ses ravages, qu'on laisse les moutons au parc, ou qu'on les ramène la bergerie, pendant la grande chaleur ; ce qui tendrait à faire croire, que quand elle atteint une certaine intensité, l'épidémie ne peut plus être arrêtée par des modifications de régime aussi peu importantes.

Plusieurs cultivateurs ont remarqué qu'en faisant rester les moutons aux champs de cinq heures à huit heures du matin, et de cinq heures de l'après midi jusqu'au soir, ils avaient arrêté les ravages de la maladie ; le reste du temps était passé à la bergerie. Cette méthode, qui a du bon, nous conduit naturellement à une autre meilleure encore, qui consiste à faire passer au troupeau, sous les ombrages d'un bois, la partie la plus chaude de la journée. Comme complément à ces mesures hygiéniques, il faut faire autant de lots que possible du troupeau, de façon à diminuer l'importance de celui-ci ; nous insistons sur ce moyen, un de ceux qui peuvent amener le plus rapidement la cessation du fléau.

Pour ce qui se rattache au point de vue alimentaire, il faut sitôt la maladie déclarée, dans la mesure du possible bien entendu, opérer la translation du troupeau, sur une prairie basse humide, où les eaux soient saines et abondantes.

Ces divers moyens sont-ils insuffisants, et l'épidémie continue-t-elle ? Il faut avoir recours à la transhumance des gens du midi, c'est-à-dire à l'émigration sur un autre sol, sous un autre climat, suivant l'expression d'un maire. Ce moyen est le meilleur de tous sans toutefois être complétement infaillible, car la maladie suit quelquefois le troupeau ; ce qui tient à ce que l'opération n'est pas toujours conduite avec un discernement parfait. Ainsi, on nous a transmis le fait d'un troupeau, qui, de Messy, nous croyons, aurait été envoyé au Plessis-aux-Bois, où il aurait importé la maladie et l'aurait rendue enzootique dans cette commune. On peut répondre à cela, que ce troupeau, en venant au Plessis-aux-Bois, ne changeait ni de nature de terrain, ni de climat; et que, si l'on veut avoir les bénéfices complets de l'émigration, il faut envoyer les troupeaux des cantons de Claye et Dammartin, sur les prairies naturelles et fraîches de la rive gauche de la Marne, ou sur les sables et les terrains crayeux qui avoisinent Senlis et la forêt de Chantilly. Quant aux troupeaux du Multien, il conviendrait de les envoyer dans les prairies de la vallée de l'Ourcq, sur les sables de Changis, Ussy, ou sur les calcaires de Crouy-sur-Ourcq, Vaux-sous-Coulombs, Ocquerre.

Du reste dans tous les temps et toutes les contrées, on a apprécié les services rendus aux éleveurs par l'émigration des troupeaux tributaires de certaines maladies épidémiques. Les animaux y gagnent de se trouver dans de nouveaux milieux, un autre air ; puis surtout ils subissent une diète qui substitue à la pléthore, des conditions sanguines plus compatibles avec la santé.

Dans les pays de grande production de bestiaux, dans les pays à régime pastoral, les maladies épidémiques, telle que sang de rate, pleuro-pneumonie, cachexie, sont presque inconnues. Ce régime étant devenu impossible dans son acception complète, il faudrait tâcher d'en garder ce qui pourrait aller avec les exigences de la culture intensive.

Quant aux progrès du sang de rate considéré comme enzootie de notre arrondissement, nons croyons que si la maladie gagne en étendue, elle a de la tendance à perdre sous le rapport de l'intensité, et cela en raison des efforts qui sont faits pour la combattre.

Il est vrai qu'actuellement dans les grandes exploitations surtout, l'hygiène des troupeaux est dirigée chaque jour avec plus d'intelligence; et qu'il est permis d'en espérer la diminution des ravages d'un fléau, qui pour le moment paraît stationnaire,

Si les progrès du sang de rate ont été jusqu'ici en rapport avec ceux de la culture intensive, il ne faut pas oublier que celle-ci est nécessitée par les besoins toujours croissants de la civilisation.

Ne pouvant pas dire, par conséquent, quelle est la voie du progrès pour l'élevage des bestiaux, nous nous bornons à affirmer de nouveau, que la meilleure hygiène des animaux domestiques, sera toujours celle qui se rapprochera le plus, des conditions d'existence que la nature ferait à l'animal en liberté.

MEAUX. — IMPRIMERIE J. CARRO.

www.ingramcontent.com/pod-product-compliance
Ingram Content Group UK Ltd.
Pitfield, Milton Keynes, MK11 3LW, UK
UKHW020216180726
13838UKWH00005B/2014